BEI GRIN MACHT SICH IHR WISSEN BEZAHLT

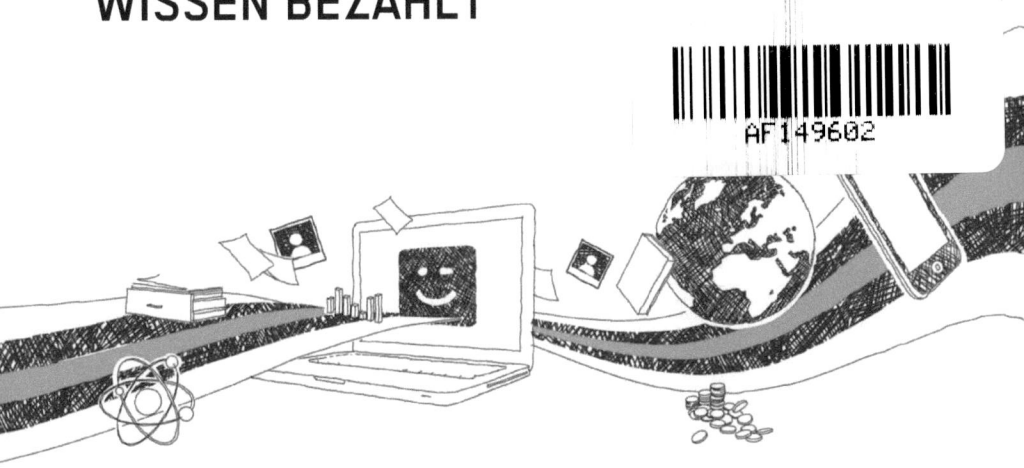

AF149602

- Wir veröffentlichen Ihre Hausarbeit,
  Bachelor- und Masterarbeit

- Ihr eigenes eBook und Buch -
  weltweit in allen wichtigen Shops

- Verdienen Sie an jedem Verkauf

Jetzt bei www.GRIN.com hochladen
und kostenlos publizieren

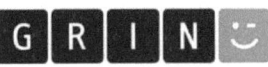

Simon Rohlfs

Netzwerkarbeit als Strategie zur Prävention von sozialer Isolation nach der Verwitwung

GRIN Verlag

Bibliografische Information der Deutschen Nationalbibliothek:

Die Deutsche Bibliothek verzeichnet diese Publikation in der Deutschen National-
bibliografie; detaillierte bibliografische Daten sind im Internet über http://dnb.d-
nb.de/ abrufbar.

Impressum:

Copyright © 2007 GRIN Verlag GmbH
Druck und Bindung: Books on Demand GmbH, Norderstedt Germany
ISBN: 978-3-640-34455-0

Dieses Buch bei GRIN:

http://www.grin.com/de/e-book/127931/netzwerkarbeit-als-strategie-zur-praeven-
tion-von-sozialer-isolation-nach

GRIN - Your knowledge has value

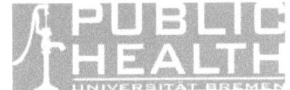

Netzwerkarbeit
als Strategie zur Prävention
von sozialer Isolation nach der
Verwitwung

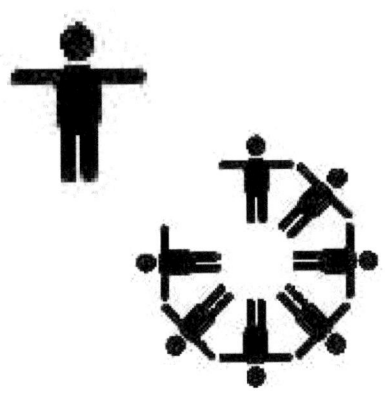

Hausarbeit
im Seminar zu "Prävention und Gesundheitsförderung im Alter"

Verfasser: Rohlfs, Simon
Tag der Abgabe: 14.10.2007

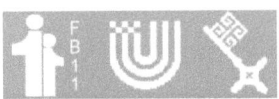

Inhaltsverzeichnis

Netzwerkarbeit als Strategie zur Prävention von sozialer Isolation nach der Verwitwung

Einleitung

Das Altern und das Alter selbst sind zu einem hochaktuellen Gesprächsthema avanciert, sowohl in der Politik als auch in der Gesellschaft.

Allein wegen des grossen und auf weite Sicht wachsenden Anteils an Alten und Ältesten ist die Auseinandersetzung mit diesem Thema für den Studiengang Public Health höchst interessant.

Meine Arbeit soll sich in diesem Dschungel diskutierbarer Themen bzw. von Altersfragen gezielt auf das Thema „Verwitwung" richten, den grossen Rahmen möchte ich in diese Richtung hin differenzieren und nach und nach erarbeiten, wie betroffene Personen präventiv gegen den Prozess einer sozialen Isolierung geschützt werden können.

Hierzu möchte ich im ersten Teil zunächst einmal die beliebte und viel diskutierte These der Alterung der Gesellschaft in Erinnerung rufen und mit Daten stützen, um dann auf die Bildung von sozialen Netzwerken überzuleiten.

Zu klären ist danach, inwiefern ein Netzwerk im Alter mit der Verwitwung eine Krise erfährt und wie man dieser Krise schliesslich entgegenwirken kann.

Die Thesen, die in dieser Arbeit also zu überprüfen und belegen sind, lauten:

- These 1: Mit zunehmendem Alter verkleinert sich das soziale Netz
- These 2: Verwitwete laufen Gefahr, zu vereinsamen
- These 3: (Neue) Netzwerke - bes. Institutionen wie Begegnungsstätten - können soziale Isolation verhindern

Seltsam, im Nebel zu wandern!
Einsam ist jeder Busch und Stein,
Kein Baum sieht den andern,
Jeder ist allein.

Voll von Freunden war mir die Welt,
Als noch mein Leben licht war;
Nun, da der Nebel fällt,
Ist keiner mehr sichtbar.

Wahrlich, keiner ist weise,
Der nicht das Dunkel kennt,
Das unentrinnbar und leise
Von allen ihn trennt.

Seltsam, im Nebel zu wandern!
Leben ist Einsamsein.
Kein Mensch kennt den andern,
Jeder ist allein.

[Hermann Hesse]

Erster Teil

Demographie

1. Demographie - Allgemeine Befunde und Trends

1.1 Auf dem Weg zur Seniorengesellschaft

Dass wir uns auf dem Weg zu einer Seniorengesellschaft befinden, ist eine weit verbreitete Annahme, die durch viele Vorausberechnungen und Expertenmeinungen gestützt wird.

Das Statistische Bundesamt wartet mit zahlreichen Datensätzen auf: Ein im Jahr 1910 geborener Junge in Deutschland kam auf eine mittlere Lebenserwartung von 47 Jahren, während ein Mädchen noch 51 Jahren vor sich hatte; für die zwischen 2002 bis 2004 Geborenen wird dagegen mit 76 bzw. 82 Jahren gerechnet.

Abb. 1: Altersaufbau der Bevölkerung in Deutschland 2004 und 2050

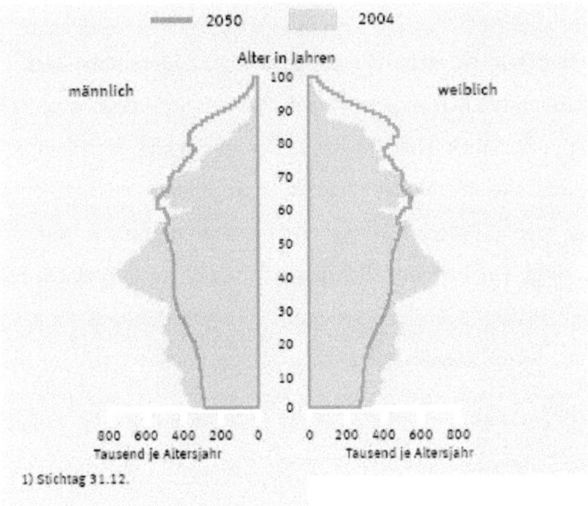

Quelle: Statistisches Bundesamt

Auch bei der älteren Bevölkerung kann man eine Verlängerung der weiteren Lebenszeit – ausgedrückt in der ferneren Lebenserwartung – beobachten.

Ein 65-jähriger Mann kann heute - im Durchschnitt - mit 16 weiteren Lebensjahren rechnen. Eine Frau wiederum, die momentan 65 Jahre alt ist, kann heute 20 weitere Jahre erwarten. Vor einhundert Jahren lag die fernere Lebenserwartung in diesem Alter lediglich 10 bzw. 11 Jahre.

„Der Anstieg der Lebenserwartung und eine seit 30 Jahren geringe Geburtenrate haben erhebliche Auswirkungen auf den Altersaufbau der Bevölkerung in Deutschland: Bis zum Jahr 2050 wird sich daher die Form der umgekehrten Pyramide immer mehr durchsetzen. Die am stärksten besetzten Altersjahrgänge sind dann zwischen 60 und 65 bzw. 80 und 85 Jahren alt" (Statistisches Bundesamt 2006, S. 1).

Der Anteil der über 60-jährigen in der Bundesrepublik wird von derzeit ca. 20% auf über 25% im Jahre 2010 und auf ca. 35% im Jahre 2035 steigen. Überproportional steigt dabei auch der Anteil der Hochbetagten (Otto 2005).

1.2 Das Alter ist „weiblich"

In Deutschland wie in allen industrialisierten Ländern lässt sich beobachten, dass Frauen durchschnittlich länger leben als Männer und daher einen Großteil der alten Bevölkerung ausmachen (Höpflinger 2006). Ursachen hierfür sind in biologischen (hierbei scheint sich auch die Tatsache, dass Frauen zwei X-Chromosomen haben anstelle von einem X- und einem Y-Chromosom, positiv auf ihre Langlebigkeit auszuwirken [vgl. Doblhammer 2006]) sowie vor allem in sozialen Faktoren zu finden. Geschlechterspezifische Unterschiede im Gesundheitsbewusstsein spielen hier eine, wenn nicht *die* entscheidende Rolle.

Zweiter Teil

Soziales Netzwerk

2. Soziales Netzwerk

2.1 Begriffsbestimmung

Ein soziales Netzwerk umfasst die sozialen Beziehungen, die von einer Person ausgehen. Man könnte dies auch umgekehrt als das *Muster* sozialer Beziehungen bezeichnen, in die eine Person eingebunden ist (Reschke 2004). Diese Metapher eines Netzwerks bzw. Netzes kann man sich sogleich bildhaft vorstellen: Menschen sind die Knoten des Netzes, von denen Verbindungen zu anderen (Mit-) Menschen verlaufen, die man sich wiederum auch als Knoten denken kann. Jeder Mensch verfügt im Grunde über Beziehungen zu Verwandten, Freunden, Kollegen etc.; darüber hinaus enthält jedes Netzwerk auch Personen, deren Anwesenheit nicht der Beeinflussung durch den „Netzwerkinhaber" zu verdanken ist – u.a. Eltern, Freunde von Freunden, Schwiegereltern oder Kollegen (vgl. Barth 1998).

Untersucht man das soziale Umfeld einer Person näher, so findet man in der Regel mehrere soziale Netzwerke vor, die sich zum Teil überlappen; auch wenn sie zumeist aus „existierenden Personen mit gegenseitigem positiven und mehrmaligen Kontakt" bestehen (Reschke 2000, S. 33), können sie auch transzendentale Wesen, nur in Gedanken existente oder bereits verstorbene Personen wie auch Personenäquivalente (z.B. Haustiere) enthalten.

2.2 Bestimmungskriterien (aus Reschke 2000, S. 35)

1. Das soziale Netzwerk umfasst alle Personen, zu denen eine dauerhafte Beziehung besteht.

2. Die Mitglieder verfügen über einen gemeinsamen Erfahrungshintergrund, der durch wechselseitige Beeinflussung (Interaktion) entstanden ist.

3. Beziehungen sind durch Vertrautheit und Intimität und weniger durch formale Regeln gekennzeichnet.

4. Das soziale Netzwerk ist in der individuellen Lebensgeschichte quantitativ und qualitativ veränderbar. Die Anzahl der Personen bleibt den grössten Teil des Lebens relativ konstant, konkrete Menschen während dieser Zeitspanne variieren stark.

5. Das Netzwerk ist eine Quelle der Befriedigung sozialer Bedürfnisse und bietet Unterstützungsmöglichkeiten.

6. Infolge von Krankheit / sozialer Desintegration kann das Beziehungsnetz Veränderungen erfahren und besonderen Belastungen ausgesetzt sein. Jeder Mensch jedoch kann sein Verhalten im sozialen Kontext selbst bestimmen und damit das soziale Netz aktiv beeinflussen.

2.3 Gestaltung sozialer Netzwerke im Lebenslauf

Folgende Abbildung soll den Verlauf der Anzahl von nahestehenden und weniger nahen Beziehungspartnern von der Kindheit bis ins hohe Lebensalter veranschaulichen.

Abb. 2: Verlauf der Netzwerkgröße und –zusammensetzung über die Lebensspanne

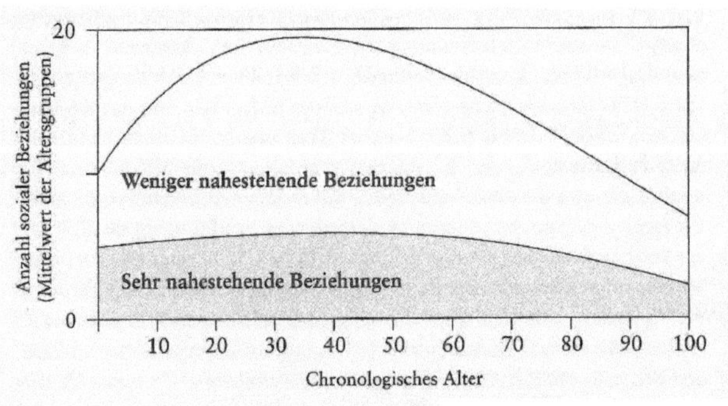

Quelle: Lang 2005, S.44

Für Beziehungen zu weniger nahestehenden Personen, zeigt sich ein Verlauf, der dem so genannten Drama-Modell der Entwicklung folgt[1]. Ein ganz anderes Verlaufsmuster zeigt sich hingegen bei den Beziehungspartnern, zu denen enge Beziehungen

---

[1] als Drama-Modell bezeichnet man den Ablauf von Zunahme, Höhepunkt, Abnahme

unterhalten werden. Hier finden sich über den gesamten Lebenslauf hinweg nur geringfügige Veränderungen (Lang 2005).

Vor allem mit dem Eingehen einer dauernden Partnerschaft, sprich Heirat, kommt es zu Veränderungen bezüglich des Netzwerkes. Zum einen erweitert sich das individuelle Netzwerk um Personen aus dem Netzwerk des Partners/der Partnerin, zum anderen findet aber auch eine stärkere Fixierung auf die Zweierbeziehung statt (Barth 1998). Die Partnerschaft/Ehe bzw. der (Ehe-)Partner selbst stellt eine wichtige Quelle sozialer und insbesondere emotionaler Unterstützung dar (Reschke 2000, Lauth & Viebahn 1987).

Dritter Teil

Verwitwung und Präventionspraxis

3. Verwitwung

Ein Ereignis, das sicherlich zu den einschneidendsten Geschehnissen im Lebenslauf eines Menschen gehört, ist die Verwitwung bzw. der Tod des langjährigen Lebenspartners (Hollstein 2005).

In der Bundesrepublik waren dem Statistischen Bundesamt zufolge im Jahre 2002 6,3 Millionen Menschen verwitwet - knapp 8% der Bevölkerung.

Hierbei handelt es sich zum einen um ältere Menschen (88% der Verwitweten sind älter als 60 Jahre) und – wie schon zu erwarten war – überwiegend um Frauen (84%).

Zu der höheren Lebenserwartung kommt noch ein Altersabstand in der Ehe und die Tatsache, dass verwitwete Frauen sich nicht so häufig wiederverheiraten wie verwitwete Männer.

Somit muss die „Witwenschaft [also] als normale Phase betrachtet werden" (Hollstein 2005, S. 554) - eine lange Phase, denn im Durchschnitt dauert die Witwenschaft bei Frauen 14 bis 15 Jahre an.

In der sozial- und gesundheitspolitischen Diskussion werden verwitwete (ältere) Menschen oft als Risikogruppe bezeichnet.

Diese Tatsache bedarf einer genaueren Betrachtung, denn dem finanziellen Status nach zu urteilen, sind Verwitwete in Deutschland nicht schlechter gestellt als Verheiratete, Ledige oder Geschiedene der gleichen Altersgruppe.

Tatsächlich schlechter ist jedoch die Leistungsfähigkeit ihrer sozialen Netzwerke; so sind Verwitwete, z.B. bezogen auf spätere Pflegebedürftigkeit, eine Risikogruppe, da der Partner die wichtigste Pflegeinstanz darstellt. Aber auch die alltägliche Einbindung von Verwitweten ist prekär. Sie sind häufiger von Einsamkeit und Einsamkeitsgefühlen betroffen als Verheiratete, Ledige oder Geschiedene.

3.1 Risikogruppe „Umfeldbezogene"

Als besondere Risikogruppe unter den Verwitweten nennt Hollstein (2005) die so genannten „Umfeldbezogenen". Sie haben sich nach dem Tod des Partners auf die verbliebenen Beziehungen konzentriert und die Häufigkeit der Kontakte deutlich erhöht. Falls vorhanden, gehören zu diesen Beziehungen Familienangehörige sowie ehemalige Bekannte aus dem räumlichen Umfeld, die zufällig auch alleinstehend sind. Die Umstrukturierung des sozialen Netzes vollzog sich im Sinne einer „Reduktion und Konzentration" (Hollstein 2002, S. 33).

Die gehegten Beziehungen sind nun zwar emotional von grosser Bedeutung, doch subjektiv unbefriedigend – ist die Intensivierung doch eher zufällig bedingt und basiert nicht auf einer „freien" Wahl. Betroffene Personen wünschen sich mehr gesellige Kontakte.

Der Partner als selbstverständlicher Begleiter zu Veranstaltungen der Unterhaltung und Geselligkeit fällt weg. Zum einen ist dies tragisch, weil das plötzlich gezwungene Alleine-Gehen eine Zugangshürde darstellt, zum anderen, da sich erlebte Ereignisse und Empfindungen nicht mehr teilen lassen.

Abb. 3: Orientierungsmuster und Veränderungen der Integration nach der Verwitwung

Orientierungsmuster	„Umfeldbezogene"
• Beziehungsbezogenheit im Alltag	ja
• Aktivitätsorientierung	–
• individualisierte Fr.	–
• lage-gebundene Fr.	ja
Veränderung der Netzwerkzusammensetzung nach Verwitwung	„Reduktion und Konzentration"
Zentrum des heutigen Alltags	Freunde ggf. Familie
Zufriedenheit mit heutiger Integration	niedrig

Legende:

⟹ = Richtung der Positionsveränderung

Quelle: Hollstein 2002, S.34

3.2 Verwitwung und Soziale Isolation / Einsamkeit

Wie schon im vorigen Verlauf erwähnt, führen niedrige Kinderzahlen und steigende Lebenserwartung zur Alterung der deutschen Bevölkerung, einhergehend mit einer starken Zunahme der Alten und Hochaltrigen.

Obwohl die zukünftigen Alten immer gesünder, besser ausgebildet und zu einem höheren Anteil verheiratet sein und mehr Kinder haben werden, ist der Anteil der Personen, die unter Risiko stehen, sozial isoliert zu leben und in Einsamkeit zu altern, enorm.

Bei Linnemann (1997, S. 25) findet sich eine vor allem im Hinblick auf das Thema der Verwitwung eine treffende Definition von Einsamkeit:

„Einsamkeit ist ein negativ erfahrener Unterschied zwischen der Qualität der Beziehungen, wie man sie im Moment unterhält, und der Beziehungen, wie man sie sich eigentlich wünscht.“

Auf eine verwitwete Person trifft genau das zu: Das (zumeist jahrzente-lange) Alltagsgeschehen und die Routine mit dem Partner bricht abrupt und unwiederbringlich ab.

Folgende „Top-Ten" ist bezeichnend für die Dinge, die Verwitwete vermissen (aus Linnemann 1997):

1. Die wichtigste Person, die ihnen das Gefühl gibt, Liebesobjekt zu sein.
2. Ein Liebesobjekt, auf das sie ihre Gefühle projizieren können, sodass Sicherheit und emotionale Bindung entstehen.
3. Ein Partner für gemeinsame Unternehmungen und zum Austausch von Erfahrungen.
4. Ein Partner für Aktivitäten wie Bridge- oder Schachspielen.
5. Jemand in der Nähe.
6. Jemand für praktische Hilfe
7. Ein bestimmter Lebensstil, der mit dem Eheleben verbunden war.
8. Eine umkomplizierte Beziehung zu alten Freunden (zu denen sie in Zukunft allein kommen müssen, ohne Partner, während Freunde noch zusammen sind).

9. Das frühere, informelle Hilfsnetzwerk, das teilweise nicht mehr funktioniert, als Folge der neuen Bedürfnisse und Wünsche.

10. Das „alte Selbst", das einer teilweisen Neustrukturierung bedarf und in das die Angst, abgewiesen zu werden, unwert zu sein für das Empfangen von Liebe, das Knüpfen neuer Kontakte und den Umgang mit alten Bekannten, erst integriert werden muss.

4. Prävention in der Praxis: Begegnungsstätten

Ein kritisches Lebensereignis wie der Tod des Partners und die damit einhergehende Verwitwung macht für die Betroffenen mannigfaltige Hilfestellungen erforderlich. Sie „benötigen Beratung, Zuspruch, Hilfe und Unterstützung, die durch professionelle und freiwillige Helfer im Netzwerk geleistet werden können" (Fischer 2003, S. 82).

Eine wichtige Rolle spielen hierbei *Begegnungsstätten* als institutionelles Netzwerk. Sie sollen durch Wohnungsnähe und Niederschwelligkeit der Versorgung ältere Menschen einladen und somit eine Vereinsamung verhindern.
Die Versorgung bezieht sich sowohl auf Versorgung mit Kontakten, Freizeit- und Bildungsangeboten, Informationen, Beratung usw..
Eine soziale Isolation kann aufgebrochen werden und ein langweiliger und ermüdender Alltag durch mannigfaltige reaktivierende Tätigkeiten eine Auflockerung erfahren – bildlich gesprochen erhält das „gerissene" Netz neue Verknüpfungen, die das soziale Netzwerk im Allgemeinen stärken.
Auf mögliche Aktivitäten möchte ich im Folgenden am Beispiel Bremens eingehen.

Exkurs: Begegnungsstätten in Bremen

Der so genannte Altenplan[2] der Stadt Bremen aus dem Februar 2007 befasst sich im Kapitel ‚Offene Arbeit' u.a. auch explizit mit Begegnungsstätten.
Bereits seit 1960 gibt es in der Samtgemeinde Bremen Begegnungsstätten – sie zählen somit zum ältesten Typ der offenen Altenhilfe.

---

[2] Online-Fassung des Altenplans siehe Literatur

Angebote der Begegnungsstätten berücksichtigen die eingangs erläuterten (demographischen) Aspekte *Feminisierung*, *Hochaltrigkeit* und *Singularisierung* (im Zusammenhang mit dem Risiko sozialer Isolation).

Träger der Begegnungsstätten Bremens, 2006

AWO, Kreisverband Bremen e.V.	18
DRK, Kreisverband Bremen e.V.	2
DRK, Kreisverband Bremen-Nord e.V.	1
Verein Länger Aktiv Bleiben	1
Verein für Innere Mission	6
Paritätische Gesellschaft für Soziale Dienste	1
Nachbarschaftshaus Helene Kaisen e.V.	1
Bürgerhaus Weserterrassen e.V.	1
Bürgerhaus Oslebshausen e. V.	1
Gesamt	**32**

In den so genannten Zuwendungsverträgen[3] sind die Aufgaben der Begegnungsstätten im Einzelnen festgelegt. Von besonderer Relevanz für die Prävention von sozialer Isolation sind dabei Regelungen unter dem Stichwort „Begegnung" sowie „Beratung".

Der Träger von Begegnungsstätten und die einzelne Begegnungsstätte haben den Auftrag, alten Menschen Räume und Treffpunkte anzubieten und die zwischenmenschliche Begegnung, Unterhaltung und Geselligkeit zu fördern.

Im monatlichen Turnus ist ein Programm zu erstellen, wobei die Besucher an der Erstellung des Programms zu beteiligen sind und Kommunikationsfördernde Angebote, wie z.B. die Initiierung von Gesprächskreisen und Selbsthilfegruppen, gemeinsame Freizeitaktivitäten, wie Tanz, Singen, Reisen und Geselligkeitsfördernde Veranstaltungen (z.B. Cafèbetrieb) fester Bestandteil sein sollen.

Begegnungsstätten sind Orte, die Begleitung in schwierigen Lebenslagen des Alterns ermöglichen und Hilfestellungen in (akuten) Krisensituationen geben. Neben der Information über Hilfsangebote für ältere Menschen allgemein und stadtteilbezogen, ist es eine Aufgabe der Begegnungsstätten, Hilfen anderer sozialer Dienste zu vermitteln. Eine wöchentliche Beratungsstunde ist im Programm vorzusehen.

---

[3] Die Stadt Bremen, der Senator für Arbeit, Frauen, Gesundheit, Jugend und Soziales und die Landesarbeitsgemeinschaft der Freien Wohlfahrtspflege Bremen e.V. haben eine Rahmenvereinbarung für die Jahre 2006 bis 2009 zum Betrieb von Begegnungsstätten in der Stadtgemeinde Bremen geschlossen, u.a. beinhaltet diese Kriterien für die zuwendungsfähigen Ausgaben für den Betrieb von Begegnungsstätten sowie allgemeine Anforderungen an den Betrieb einzelner Begegnungsstätten für den Vereinbarungszeitraum.

Geselligkeitsangebote

- Wöchentlich vorgesehen, z.B. gemeinsames Mittagessen, Frühstück, Kaffeetrinken und Spiel
- auch jahreszeitliche Feiern (z.B. Geburtstagsrunden, Weihnachtsfeiern)

Gesundheitsförderung und Bewegung

- sehr umfangreiche und differenzierte Angebote
- erfreuen sich großer Beliebtheit - für viele Angebote bestehen Wartelisten
- generationenspezifischer Zugang zu den Angeboten gewährt Schutz und Ermunterung beim Umgang mit dem Schmerz von Verlusten (!)
- viele Kurse in diesem Bereich sind auch zum „Schnuppern", d.h. zum Kennenlernen einer Begegnungsstätte geeignet

Freizeitangebote

- Basteln, Malen oder auch Singen - oft auch von Besucher/innen der Begegnungsstätte initiiert und geleitet

Information, Bildung und Kultur

- Informationsveranstaltungen zu aktuellen Themen
- Sprachkurse
- Gesprächskreise zu einem bestimmten Thema
- viele dieser Kursangebote werden von Honorarkräften betreut
- für viele ältere Menschen die einzige Möglichkeit der Teilhabe an gesellschaftlichem Leben außerhalb der eigenen Wohnung - trotz gesundheitlicher Einschränkungen (vor allem Hochbetagte) haben Senioren die Gelegenheit, Kontakte zu pflegen

Zusammenfassend lässt sich sagen, dass die Programmangebote Ausdruck der Vielgestaltigkeit der Lebensstile, Bedürfnisse und Ansprüche älterer Menschen sind. Darüberhinaus werden durch die Beteiligung der Besucher/innen an der Programmgestaltung die unterschiedlichen Interessen der heterogenen Gruppe der älteren Menschen berücksichtigt.

Fazit

Die Änderung der Altersstruktur der Bevölkerung spiegelt sich vor allem im zunehmenden Anteil älterer und alter Menschen, sowie einem abnehmenden Anteil an jüngeren Menschen an der Gesamtbevölkerung wieder. *„WO SICH VIELE HÄNDE REICHEN, WÄCHST DIE KRAFT, DER FEIND MUSS WEICHEN"*, heißt es in einem Sprichwort trefflich. Denkt man an einen Menschen im hohen Alter kann man auch sogleich einen Kräfte zehrenden „Feind" benennen: Die Einsamkeit.

Im Alter dünnen sich *soziale Netzwerke* natürlicherweise aus und können sich auf wenige Personen beschränken. Fallen auch noch diese Bezugspunkte weg, droht *Vereinsamung*.

Um diesem als negativ empfundenen Zustand entgegenzuwirken bzw. ihn zu bekämpfen, ist die Aufrechterhaltung und Neugründung von Netzwerken von großer Bedeutung.

Einsamkeit und die vorausgesetzte *soziale Isolation* sind vor allem im Zusammenhang mit *Verwitwung* zu nennen, denn – wie aufgezeigt werden konnte – neigen verwitwete Menschen – vor allem Frauen sind betroffen - dazu, sich aus der Gesellschaft zurückzuziehen.

Dieser speziellen Situation, sprich Netzwerk-Konstellation, kann institutionell im wahrsten Sinne „begegnet" werden, mit Hilfe von *Begegnungsstätten als Netzwerk*, welche u.a. die Funktion der Aufrechterhaltung bzw. Neueinrichtung eines Alltags(lebens), Kontaktaufnahme und Information übernehmen können.

In ihnen steckt ein hohes Potential – nicht nur aus diesem Grund werde ich mich im an diese Arbeit anschliessenden Praxissemester näher mit der Arbeit in und mit den Begegnungsstätten der AWO Bremen befassen.

Festzuhalten bleibt, dass der Netzwerkarbeit eine besondere Funktion gerade in solchen Lebensphasen zukommt, die von Rollenwechsel und Neuorientierung geprägt sind. Verwitwung stellt hierbei tatsächlich eine sehr grosse Herausforderung dar.

Begegnungsstätten offerieren ein vielfältiges Angebots- und Unterstützungsspektrum, sichern somit die Teilhabe älterer Menschen und bieten Hilfen bei der Bewältigung von Problemen an. Die Arbeit der Begegnungsstätten übernimmt eine wichtige präventive Funktion für die Besucherinnen und Besucher - noch vor Eintritt in den eingangs von Hesse beschriebenen „Nebel".

Literatur

Barth, S. (1998). Soziale Netzwerke und Soziale Unterstützung. Siegen: Machwerk Verlag

Fischer, V. (2003). Netzwerkarbeit – Ein neuer Typus der sozialen Arbeit mit Älteren. In V. Fischer / V. Eichener / K. Nell (Hrsg.), Netzwerke – ein neuer Typ bürgerschaftlichen Engagements (S. 67-79). Schwalbach/Ts.: Wochenschau Verlag

Hollstein, B. (2002). Struktur und Bedeutung informeller Beziehungen und Netzwerke. Veränderungen nach dem Tod des Partners im Alter. In Motel-Klingebiel et. al., Lebensqualität im Alter. Generationenbeziehungen und öffentliche Servicesysteme im sozialen Wandel (S. 13-40). Opladen: Leske + Budrich

Hollstein, B. (2005). Partnerverlust im Alter. Netzwerkveränderungen und Unterstützungsmöglichkeiten nach der Verwitwung. In U. Otto / P. Bauer (Hrsg.), Mit Netzwerken professionell zusammenarbeiten, Band I (S. 553-574). Tübingen: dgvt-Verlag

Lang, F.R. (2005). Die Gestaltung sozialer Netzwerke im Lebenslauf. In U. Otto / P. Bauer (Hrsg.), Mit Netzwerken professionell zusammenarbeiten, Band I (S. 41-63). Tübingen: dgvt-Verlag

Lauth, G. W. & Viebahn, P. (1987). Soziale Isolation. Ursachen und Interventionsmöglichkeiten. Weinheim: Psychologie-Verl.-Union

Linnemann, M. (1997). Einsamkeit bewältigen. Eine Lern- und Praxisanleitung für die Altenhilfe. Weinheim und Basel: Beltz Verlag

Otto, U. (2005). Soziale Netzwerke und soziale Unterstützung Älterer: Status Quo und Perspektiven im Lichte demografischer Befunde. In U. Otto / P. Bauer (Hrsg.), Mit Netzwerken professionell zusammenarbeiten, Band I (S. 433-469). Tübingen: dgvt-Verlag

Reschke, K. (2000). Netze kann man häkeln lernen. Netzwerkinterventionen für die Gesundheitsförderung und Rehabilitation. Regensburg: S. Roderer Verlag

Internetreferenzen:

Doblhammer, G. (2006). Das Alter ist weiblich. Der Gynäkologe, Vol. 39, Nr.5, 346-353
http://www.springerlink.com/content/x608v650l1725628/ (letzter Zugriff: 28.09.2007)

Freie Hansestadt Bremen & Senator für Arbeit, Frauen, Gesundheit und Soziales (Hrsg.) (2007). Der Altenplan der Samtgemeinde Bremen
http://www.soziales.bremen.de/sixcms/detail.php?gsid=bremen69.c.2398.de#De r%20gesamte%20Altenplan%20als%20Download (letzter Zugriff: 02.10.2007)

Höpflinger, F. (2006). Familiengründung im Wandel – im europäischen Vergleich
http://www.mypage.bluewin.ch/hoepf/fhtop/Famformplus.pdf (letzter Zugriff: 21.09.2007)

Statistisches Bundesamt (Hrsg.) (2006). Gesundheit im Alter
http://www.destatis.de/jetspeed/portal/cms/Sites/destatis/Internet/DE/Content/Pu blikationen/Fachveroeffentlichungen/Gesundheit/GesundheitAlter,property=file. pdf (letzter Zugriff: 02.10.2007)